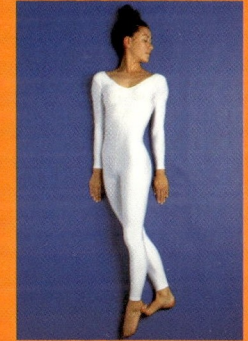

h links

2A

Kopf nach links, Füße nach rechts

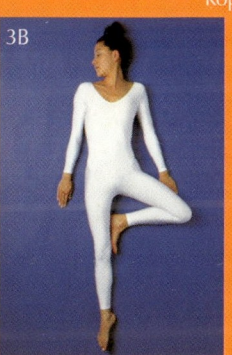

3B

Kopf nach rechts, linkes Bein angewinkelt

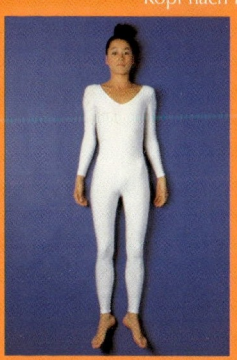

Entspannung

Das 15-Minuten-Programm wird ergänzt durch:

- tibetische Atemreinigungs-übungen
- das Trinken von drei Tassen heißem Wasser
- 5 Rückenschwimmübungen
- ein tibetisches Mantra

Öffnen Sie sich für Ihre Heilung.

Inka Jochum

Das **Rücken**Heilbuch

Das 15-Minuten-Programm
Mit Leichtigkeit für immer schmerzfrei

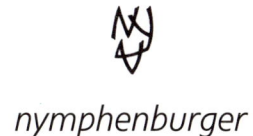

nymphenburger

Dieses Buch widme ich meinen Eltern Martha Jochum und Dr. med. Karl-Heinz Jochum, meinen Tanten Elfriede Heintzen und Grete Nierhaus und all meinen Lehrern, genannt in der zeitlichen Reihenfolge: Senta und Hinrich Medau, Dr. med. Ludwig Schmitt, Prof. Dr. med. Volkmar Glaser, Sree Chakravarti, Chungliang Al Huang, Zhichang Li, S.H. der 14. Dalai Lama, S.H. Drikung Kyabgon Chetsang Ven, Lati Rinpoche.
Ihnen allen danke ich. Und meiner Nichte Maki Jochum für die Geduld und Toleranz und Ausdauer bei den Fotoaufnahmen.

2. Auflage
© 2000 nymphenburger in der
F. A. Herbig Verlagsbuchhandlung GmbH München.
Alle Rechte, auch der fotomechanischen Vervielfältigung
und des auszugsweisen Abdrucks, vorbehalten.
Schutzumschlag: Wolfgang Heinzel
Schutzumschlagmotiv: Ansgar Pudenz, München
Fotos Innenteil: Ansgar Pudenz, München
Satz: Walter Typografie & Grafik, Würzburg
Gesetzt aus: Optima 10/14
Druck und Binden: Jos. C. Huber, Dießen
Printed in Germany
ISBN 3-485-00857-5

Inhalt

5

Rückenschwimmen 40

Durch das Element Wasser wird die normale Schwerkraft aufgehoben/starke Schmerzen werden nicht mehr wahrgenommen/Rückenschwimmen ist eine zusätzliche Vertiefung und Ergänzung für die belastete Wirbelsäule

Heilung durch den Klang der eigenen Stimme 54

Dieses Mantra entstammt auch der tibetischen Tradition und wirkt in der verbleibenden Zeit des Tages unterstützend

Wie diese Übungen zu mir kamen

Ich reiste 1981 zum ersten Mal nach Indien zu einem Kongress der Gesellschaft für Transpersonale Psychologie. Ich hatte gehört, dass der Dalai Lama als Referent zugesagt hatte, und wollte durch seine Anregungen meine bisher rein auf Körper und Atem beschränkten Übungen durch geistige Übungen ergänzen. Vor Ort musste ich jedoch erfahren, dass der Dalai Lama wegen Krankheit abgesagt hatte. Doch wieder einmal durfte ich erfahren, dass es keinen Zufall gibt im Leben. Denn ich begegnete einer faszinierenden Frau, der indischen **Die indische** Heilerin Sree Chakravarti, die als Referentin ebenfalls **Heilerin Sree** zu dem Kongress eingeladen war. Durch ihre anmu- **Chakravarti** tige heitere Erscheinung und ihren Hang zum Lachen fühlte ich mich mit ihr sofort verwandt. (Lachen ist übrigens die beste Zwerchfellübung!)

Sie berichtete dort über jahrelang positive Heilerfahrungen bei Bandscheibenvorfall und zeigte für mich damals noch abstrus einfach erscheinende Übungen mit enormer Wirksamkeit. Von meiner Ausbildung als Yoga- und Gymnastiklehrerin erschien es mir fast unglaubwürdig, dass das so einfach sein sollte! Ich hatte selbst schon mit Bandscheiben-Patienten gearbeitet und durch von mir im Wasser spielerisch entdeckte Rückenschwimm-übungen Verbesserungen bewirkt.

Ich wollte deshalb unbedingt Sree Chakravarti näher kennen lernen, was mir auch gelang. Von der tatsächlichen Wirksamkeit der Übungen konnte ich mich in den Pausen der Workshops überzeugen, wo Sree Chakravarti von vielen indischen und aus-ländischen Patienten belagert wurde, die sie bereits kannten und die von ihr mit diesen Übungen geheilt worden waren. Sie lehrte mich diese Übungen, die ich seitdem in meinen Kursen sehr erfolgreich anwende.

Ein Beispiel, das für viele steht, möchte ich hier erwähnen. Ein Mann mit Bandscheibenvorfall kam zu mir, der operiert werden sollte. Er hatte von mir und meinen Übungen von seinem Arzt **Der Erfolg der** gehört, den ich bei einem Kongress kennen gelernt **Übungen ist** hatte. Der Mann hatte ständig starke Schmerzen – **sensationell** und nach sanftem Übungsprogramm verbesserte sich sein Leiden bereits nach einer Woche, so dass er nicht mehr operiert werden musste.

Die Wirksamkeit dieser Übungen beschränkt sich jedoch nicht nur auf Bandscheibenvorfall, sondern ist bei jeder Art von Rücken-beschwerden wirksam. Durch die Drehung und Dehnung der Wirbelsäule wird der ganze Rückenbereich frei und flexibel.

Noch etwas anderes hat mich Sree gelehrt: Heilung und Gesundheit beginnen mit dem täglichen Trinken von heißem, abgekochtem Wasser – bereits vor dem Frühstück! Das war anfangs auch äußerst ungewohnt für mich, doch inzwischen ist es mir wichtig geworden, den Tag damit zu beginnen.

All diese gesammelten Erfahrungen haben mich dazu bewogen, dieses Buch zu veröffentlichen. Ich habe ein komplettes Programm mit allen Aspekten zusammengestellt, wesentlich ist jedoch, dass Sie täglich das 15-Minuten-Programm üben.

Ideal wäre, wenn Sie morgens vor dem Frühstück drei Tassen heißes Wasser trinken. Danach tibetische Atemübungen machen, die Geist und Körper in Harmonie bringen und eine verbesserte Übungsqualität zur Folge haben. **Der Ablauf des Übungsprogramms**

Das zentrale Kernstück sind die fünf Wirbelsäulenübungen, die Sie wirklich täglich durchführen müssen, um Erfolg zu haben.

Die Zahl der Wiederholungen ist abhängig von Ihrer Tageskondition und der Zeit, die Sie haben, unabhängig mit welchem Alter Sie diese Übungen durchführen. Wie wir wissen, haben bereits achtzig Prozent der Schulanfänger Rückenbeschwerden und dies nimmt auch im Golden-Age-Alter (nach fünfundsechzig) nicht ab! Doch auch im Golden-Age-Alter kann jeder Muskel bzw. jede Sehne noch fünf Zentimeter verlängert werden. Also keine Müdigkeit vorschützen.

Das Rückenschwimmen sollten Sie bei akuten Beschwerden mindestens zwei Mal pro Woche durchführen, ansonsten dient es als Ergänzung.

Das Mantra ist zeitunabhängig und kann morgens, mittags, sogar im Traum und beim Schlafen weiterhelfen.

Nun wünsche ich Ihnen viel Freude und Spaß und vor allen Dingen Erfolg mit diesem Programm. Ich weiß, dass Ihnen die Übungen helfen werden.

Vergessen Sie jedoch bei allem Üben nicht, dass die Lasten, die Sie tragen, sich in Ihrem Rücken widerspiegeln und Ihre geistige Einstellung auch während der Übung von ungeheurer Bedeu-**Ein Gedanke** tung ist. Bedenken Sie, dass Ihr jetziger Zustand **kann die** eine Folge von fehlerhafter Haltung ist und Sie sich **Welt bewegen** ein neues Haltungsmuster erarbeiten wollen. Ein Gedanke kann die Welt bewegen. Eine heitere und gelassene Einstellung zu Ihrem täglichen Übungsprogramm ist ein wesentlicher Beitrag für Ihre Gesundung.

Tibetische Atemreinigungsübungen

Atem ist Leben. Prana ist Atem. Lebensenergie und Atem bestimmen unsere Lebensqualität. Der Atem ist das einfachste Mittel, dessen wir uns mit Bewusstheit bedienen können, um unsere alten Bewegungsmuster und Handlungsmuster abzulegen. Diese nun folgenden Atemübungen wurden mir von S.H. Drikung Kyabgon Chetsang aus Tibet, Kloster Drikung THEL in der Nähe von Lhasa, während einer Sommermeditation vermittelt. Ich habe sie daraufhin bei einem zweiwöchigen Retreat in Almora in einem Kloster (das Haus des englischen Tibetologen Evans Wentz, der dieses dem deutschen Lama Anagarika Govinda schenkte) in Nordindien praktiziert, von wo aus man die Schneeberge des Himalayas **Die Atem-** sehen kann. Durch das tägliche Durchführen **übungen** dieser Atemübungen verbessert sich jede nach- **verbessern** folgende Praxis. Sie erreichen Ruhe, Heiterkeit **die Praxis** und Gelassenheit und die Konzentrationsfähigkeit wird erhöht. Dies sind die besten Voraussetzungen für ein Sich-Wohlfühlen, Gesundwerden, Gesunden. Gedanken werden frei.

11

Diese Atemreinigungsübungen beinhalten drei verschiedene Einatem- und Ausatemübungen von jedem Nasenflügel. Zunächst von jedem Nasenflügel separat und dann mit beiden Nasenflügeln zusammen. Die erste Ausatmung ist stark und lang, die zweite stark und kurz und die dritte sanft und ruhig, ohne jegliche Kraft. Beim ersten und zweiten starken Ausatmen nicht auf einmal ausatmen, sondern gezügelt den Atem freigeben. Wie der Stachel eines Stachelschweins beginnt das Ausatmen langsam sanft, schwillt stark an und endet wieder sanft. Durch diese Art der Ausatmung werden die subtilen, feinen Kanäle in uns geöffnet.

Setzen Sie sich nun aufrecht auf einen Stuhl, die Füße dabei parallel, hüftbreit auseinander, die Fußsohlen sollten unbedingt guten Kontakt zum Boden haben. Die Abbildungen dieses Buchs **Der Weg ist** zeigen die jeweiligen Übungen im Yogasitz, den **das Ziel** jedoch die meisten Menschen im Westen nur nach langer Übungszeit einnehmen können. Nachdem jedoch der Weg dahin das Ziel ist, wollen wir dieses auch zeigen (Abb. 1).

Fühlen Sie die große Zehe und die Ferse, die gut auf dem Boden aufliegen. Ergreifen Sie mit allen Zehen dreimal den Boden. (Es öffnet Ihren Nierenpunkt. Kranke Energie kann abfließen, gesunde Energie tritt ein.) Entspannen Sie den Bereich zwischen beiden Knöcheln. Entspannen Sie die Knie. Entspannen Sie die Leiste. Atmen Sie sanft, ruhig und regelmäßig ein und aus. Spüren Sie beim Sitzen Ihre beiden Sitzknochen. Pendeln Sie

Ihre Wirbelsäule langsam in Ihre Mitte ein. Entspannen Sie den gesamten Bauch-, Brust- und Schulterbereich. Die Hände liegen auf den Knien. Entspannen Sie den Nacken. Ziehen Sie das Kinn leicht an. Entspannen Sie zwischen beiden Augenbrauen. Senken Sie die Lider (entspannt den gesamten Kopfbereich). Heben Sie leicht die Mundwinkel nach oben (entspannt den gesamten Brustbereich).

1

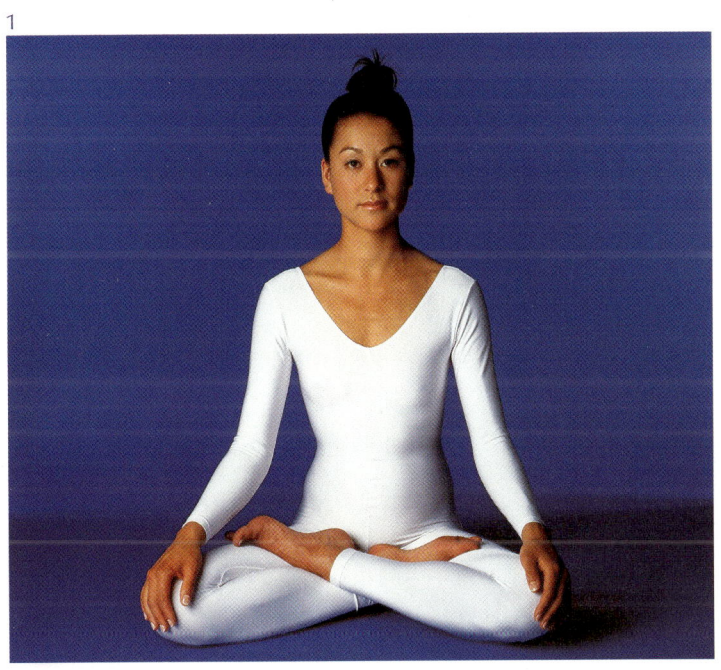

Erstes Setting

Nehmen Sie die linke Hand unter Ihren rechten Ellbogen. Verschließen Sie mit dem Daumen den Ringfinger Ihrer rechten Hand (störende Energie kann so nicht eintreten).

1. Blockieren Sie mit dem rechten Zeigefinger von unten das linke Nasenloch. Atmen Sie sanft und ruhig durch das rechte Nasenloch ein, halten Sie die Luft an, blockieren Sie nun mit dem rechten Zeigefinger das rechte Nasenloch und atmen Sie stark, kräftig und lang aus.

2

3

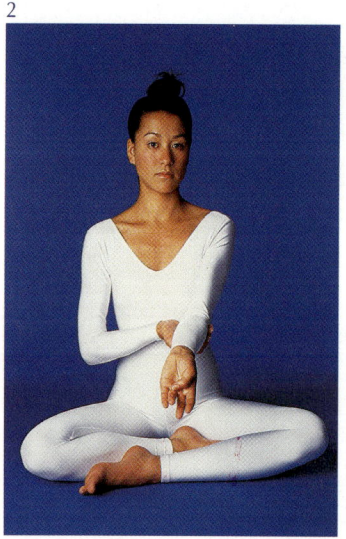
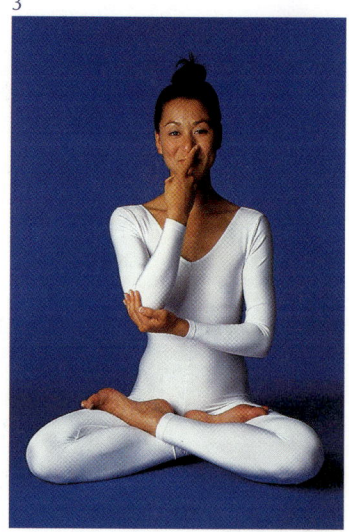

2. Blockieren Sie mit dem rechten Zeigefinger von unten das linke Nasenloch. Atmen Sie sanft und ruhig durch das rechte Nasenloch ein, halten Sie die Luft an, blockieren Sie nun mit dem rechten Zeigefinger das rechte Nasenloch und atmen Sie stark, kräftig und kurz aus.

3. Blockieren Sie mit dem rechten Zeigefinger von unten das linke Nasenloch. Atmen Sie sanft und ruhig durch das rechte Nasenloch ein, halten Sie die Luft an, blockieren Sie nun mit dem rechten Zeigefinger das rechte Nasenloch und atmen Sie langsam, ruhig, sanft und möglichst unhörbar aus.

4

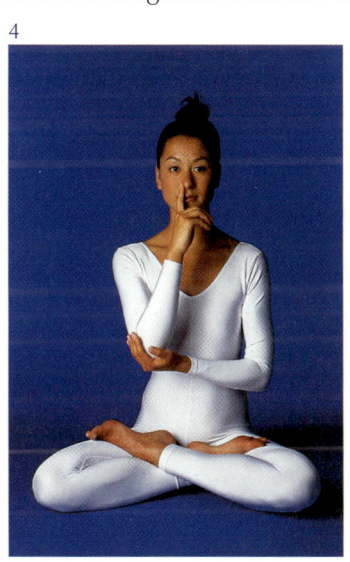

Zweites Setting

Nehmen Sie die rechte Hand unter Ihren linken Ellbogen, verschließen Sie mit dem Daumen den Ringfinger Ihrer linken Hand (störende Energie kann so nicht eintreten).

1. Blockieren Sie mit dem linken Zeigefinger von unten das rechte Nasenloch. Atmen Sie sanft und ruhig durch das linke Nasenloch ein, halten Sie die Luft an, blockieren Sie nun mit dem linken Zeigefinger das linke Nasenloch und atmen Sie stark, kräftig und lang aus.

2. Blockieren Sie mit dem linken Zeigefinger von unten das rechte Nasenloch. Atmen Sie sanft und ruhig durch das linke Nasenloch ein, halten Sie die Luft an, blockieren Sie nun mit dem linken Zeigefinger das linke Nasenloch und atmen Sie stark, kräftig und kurz aus.

3. Blockieren Sie mit dem linken Zeigefinger von unten das rechte Nasenloch. Atmen Sie sanft und ruhig durch das linke Nasenloch ein, halten Sie die Luft an, blockieren Sie nun mit dem linken Zeigefinger das linke Nasenloch und atmen Sie langsam, ruhig, sanft und möglichst unhörbar aus.

Drittes Setting

Beide Hände liegen auf den Knien (Abb. 5).

1. Atmen Sie nun durch beide Nasenflügel langsam und tief ein. Halten Sie die Luft kurz an und atmen Sie stark, kräftig und lang aus.

2. Atmen Sie nun durch beide Nasenflügel langsam und tief ein. Halten Sie die Luft kurz an und atmen Sie stark, kräftig und kurz aus.

3. Atmen Sie nun durch beide Nasenflügel langsam und tief ein. Halten Sie die Luft kurz an und atmen Sie langsam, ruhig, sanft und möglichst unhörbar aus.

Wiederholen Sie das Ganze mindestens zweimal.

5

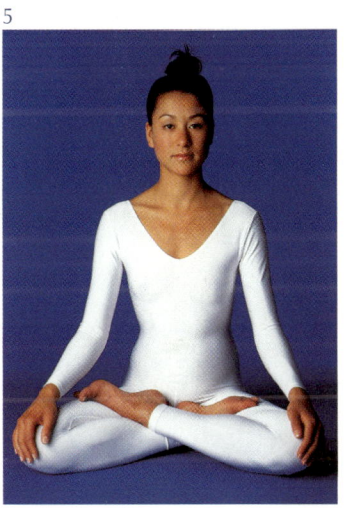

Drei Tassen heißes Wasser

Es mag lächerlich klingen, doch das was nichts kostet, wird bei uns im Westen oft nicht wertgeschätzt. In den drei östlichen Medizinsystemen, Ayurveda, Tibetische Medizin und Traditionelle Chinesische Medizin, wird auf die Wichtigkeit der täglichen Einnahme von gekochtem, heißem Wasser hingewiesen. Auch in der schamanischen Tradition hat das Wasser eine große Bedeutung. Ebenso auch für die Heilerin Sree Chakravarti, bei der das Wasser die Basis allen Heilens ist.

Wasser ist die Basis allen Heilens

Zum großen Ärger der Hoteliers hat sich bei all ihren Workshops der Alkoholkonsum sehr reduziert. Vielleicht lag es an der Eindrücklichkeit, mit der Sree Chakravarti das Trinken von heißem Wasser erklärte. Sie sagte: »Wer will schon seine weiße Unterwäsche mit Kräutertee waschen! Was für eine Farbe würde dabei herauskommen. Und das wollt ihr euren Organen zumuten!«

Auch Mineralwasser wird von ihr abgelehnt, und ihr Ratschlag lautet: »Trinkt lieber das Wasser aus der Leitung. Noch ist das Wasser umsonst. Nützt es, solange das noch möglich ist. Seid dankbar dafür, weil das Wasser aus der Leitung viel gesünder ist.«

Den größten therapeutischen Erfolg haben Sie mit abgekochtem heißen Wasser. Heißes Wasser nimmt alle Krankheiten mit.

Das Trinken von drei Tassen heißem Wasser vor dem Frühstück verbessert die Elastizität Ihrer Gelenke und Wirbelsäule und ist deshalb für alle Menschen mit Rückenbeschwerden eigentlich ein *must*.

Heißes Wasser macht beweglich

Beginnen Sie mit einer Tasse Wasser und steigern Sie langsam auf drei Tassen.

Menschen mit hohem Blutdruck, hitzigem Temperament und heißen Füßen sollten das Wasser schon abgekühlter (lauwarm) trinken, während Menschen kühlerer Natur mit der Neigung zu kalten Händen und Füßen das Wasser möglichst heiß trinken sollten.

Nach Sree Chakravarti verdaut sich ein sieben Minuten gekochtes heißes Wasser besser als Wasser aus dem Schnellkochtopf. Es lässt sich leichter schlucken.

Bei vielen Kursteilnehmern, besonders bei älteren, konnte ich bereits nach einer Woche täglichen Übens und Trinkens faszinierende Verbesserungen der Gelenkigkeit feststellen. So unglaublich das vielleicht zunächst für Sie klingt, Sie werden es an sich selbst spüren. Trinken Sie! Prost!

Das 15-Minuten-Programm

Wie schon erklärt, sind die tibetischen Atemreinigungsübungen die ideale Vorbereitung für das 15-Minuten-Programm. Ansonsten empfehle ich mindestens drei tiefe, ruhige Atemzüge vor Beginn der Übungen.

Die Übungen werden ausschließlich im Liegen durchgeführt, empfehlenswert ist eine Decke oder Yogamatte, bei schönem Wetter können sie auch im Freien gemacht werden.

Angenehme Raumtemperatur bzw. Außentemperatur und bequeme Kleidung (atmungsaktiv, achten Sie darauf, dass kein Hosenbund oder Gummi einschneidet) sind erforderlich.

Um in einen tieferen Entspannungszustand zu kommen, können Sie auch eine Lieblings- oder Entspannungs-CD auflegen. Ich empfehle, immer dieselbe CD zu verwenden, da Sie automatisch bei den ersten Klängen in einen tieferen Entspannungszustand eintreten.

Das Erkennen der eigenen Grenzen Sollten beim Üben die Außenkanten der Füße oder die Zehen den Boden nicht berühren, so bedenken Sie immer, der Weg dahin ist das Wesentliche. Das

rechtzeitige Erkennen Ihrer Schmerzgrenze trägt zu einer konti-
nuierlichen Verbesserung Ihres Zustands bei.

Bei akuten Schmerzen tasten Sie sich während des Übens vorsich-
tig an Ihre Schmerzgrenze und üben Sie eine Woche lang täglich
die 2. Übung, bis Sie eine Verbesserung festgestellt haben. Erst
dann beginnen Sie mit dem restlichen Übungsablauf. Achten Sie in
jeder Position auf Ihren Fluss des Atems. Sollte dieser nur leicht
angehalten werden, ist das für Sie ein Alarmzeichen, weniger zu
drehen und die Übung etwas zurückzunehmen.

Legen Sie sich auf den Rücken.

Werden Sie sich von Kopf über Schulter, Arme, Hän- **So bereiten**
de, Brust und Beckenbereich, Oberschenkel, Waden, **Sie sich vor**
Ferse der Berührung Ihres Körpers mit dem Boden bewusst.

Die Arme liegen ausgestreckt neben dem Oberkörper, die
Handflächen zeigen zum Boden.

Entspannen Sie den Bereich zwischen den Augenbrauen.

Lassen Sie die Augenlider sinken.

Bewegen Sie die Mundwinkel sanft nach oben.

Lassen Sie Heiterkeit in Ihrem Gesicht entstehen, in Ihrem Körper, in allen Poren. Heiterkeit strahlt aus allen Poren.

Atmen Sie durch die Nase langsam, sanft und ruhig EIN und
AUS. Halten Sie niemals während der Übungen den Atem an.
Beobachten Sie Ihren Atem. Ihr Atem zeigt Ihnen, wann Sie sich
überfordern. Atmen Sie immer ruhig weiter.

1. Übung

A   Kopf nach links, Füße nach rechts

Setzen Sie die Ferse des rechten gestreckten Beines in den Zwischenraum des linken gestreckten Beines zwischen großer und zweiter Zehe.

Fühlen Sie die Verbindung von der linken Ferse über den Becken- und Schulterbereich über den Scheitelpunkt hinaus als eine gerade Linie.

Drehen Sie nun den Kopf gleichzeitig, aber entgegengesetzt mit den Füßen.

Der Kopf dreht sich so weit wie möglich auf die linke Seite, Kinn nach unten, langer Nacken.

Die Füße werden nach rechts gedreht.

Das Becken darf sich dabei vom Boden lösen.

Versuchen Sie, mit der kleinen Zehe und der Außenkante des rechten Fußes den Boden zu berühren (Abb. 6).

Verharren Sie anfangs mindestens einen Atemzug lang in dieser Position. Beachten Sie, dass Sie sich sanft Ihrer Schmerzgrenze annähern und nicht darüber hinausgehen.

Spüren Sie dem Bogen Ihrer Spirale von der großen Zehe bis über den Scheitel nach.

Drehen Sie sich langsam zur anderen Seite.

Kopf so weit wie möglich nach rechts, Kinn nach unten, Nacken lang.

Versuchen Sie, mit der rechten großen Zehe den Boden zu berühren. Das Becken darf sich dabei vom Boden lösen (Abb. 7).

Verharren Sie anfangs in dieser Position mindestens einen Atemzug lang.

Spüren Sie dem Bogen Ihrer Spirale von der großen Zehe bis über den Scheitel nach.

Wiederholen Sie das mindestens zweimal.

6

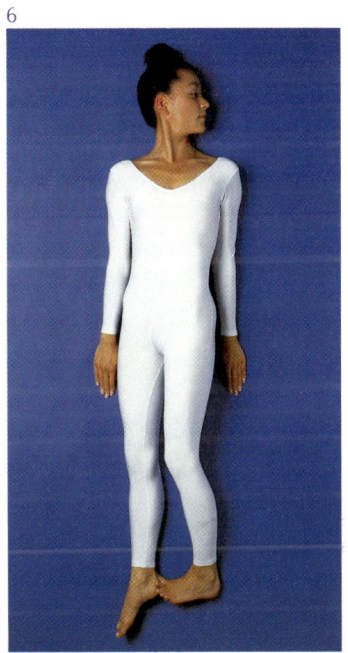

7

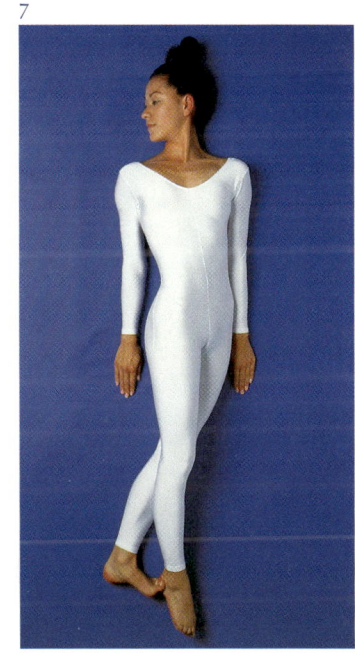

23

B Kopf nach rechts, Füße nach links

Setzen Sie die Ferse des linken gestreckten Beines in den Zwischenraum des rechten gestreckten Beines zwischen großer und zweiter Zehe.

Fühlen Sie die Verbindung von der rechten Ferse über den Becken- und Schulterbereich über den Scheitelpunkt hinaus als eine gerade Linie.

Drehen Sie nun den Kopf gleichzeitig, aber entgegengesetzt mit den Füßen.

Der Kopf dreht sich so weit wie möglich auf die rechte Seite, Kinn nach unten, langer Nacken.

Die Füße werden nach links gedreht.

Das Becken darf sich dabei vom Boden lösen.

Versuchen Sie, mit der kleinen Zehe und der Außenkante des linken Fußes den Boden zu berühren (Abb. 8).

Verharren Sie anfangs mindestens einen Atemzug lang in dieser Position.

Beachten Sie, dass Sie sich sanft Ihrer Schmerzgrenze annähern und nicht darüber hinausgehen.

Spüren Sie dem Bogen Ihrer Spirale von der großen Zehe bis über den Scheitel nach.

Drehen Sie sich langsam zur anderen Seite.

Kopf so weit wie möglich nach links, Kinn nach unten, Nacken lang.

Versuchen Sie, mit der linken großen Zehe den Boden zu berühren. Das Becken darf sich dabei vom Boden lösen (Abb. 9). Verharren Sie anfangs in dieser Position mindestens einen Atemzug lang.

Spüren Sie dem Bogen Ihrer Spirale von der großen Zehe bis über den Scheitel nach.

Wiederholen Sie das mindestens zweimal.

8

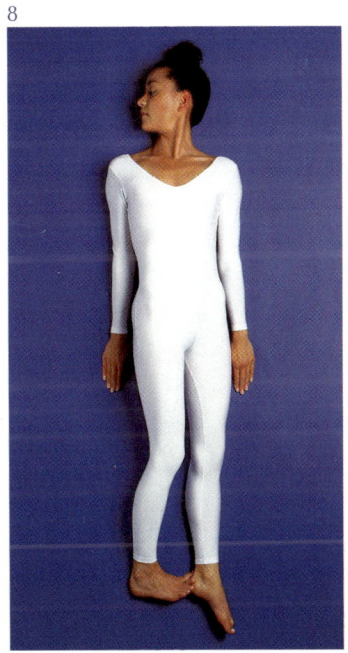

9

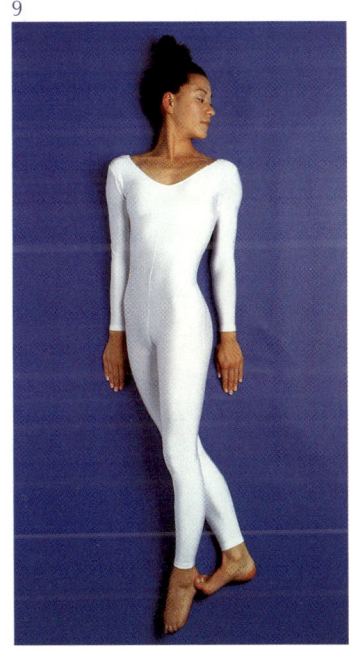

2. Übung

A   Kopf nach links, Füße nach rechts

Schlagen Sie das rechte gestreckte Bein über das linke.

Fühlen Sie die Verbindung von der linken Ferse über den Becken- und Schulterbereich über den Scheitelpunkt hinaus als eine gerade Linie.

Drehen Sie nun den Kopf gleichzeitig, aber entgegengesetzt mit den Füßen.

Der Kopf dreht sich so weit wie möglich auf die linke Seite, Kinn nach unten, langer Nacken.

Die Füße werden nach rechts gedreht.

Das Becken darf sich dabei vom Boden lösen.

Versuchen Sie, mit der großen Zehe des linken Fußes den Boden zu berühren.

Verharren Sie anfangs mindestens einen Atemzug lang in dieser Position.

Beachten Sie, dass Sie sich sanft Ihrer Schmerzgrenze annähern und nicht darüber hinausgehen.

Spüren Sie dem Bogen Ihrer Spirale von der großen Zehe bis über den Scheitel nach.

Drehen Sie sich langsam zur anderen Seite.

Kopf so weit wie möglich nach rechts, Kinn nach unten, Nacken lang.

Versuchen Sie, mit der großen Zehe des rechten Fußes den Boden zu berühren. Das Becken darf sich dabei vom Boden lösen.

Verharren Sie anfangs in dieser Position mindestens einen Atemzug lang. Spüren Sie dem Bogen Ihrer Spirale von der großen Zehe bis über den Scheitel nach.

Wiederholen Sie das mindestens zweimal.

10

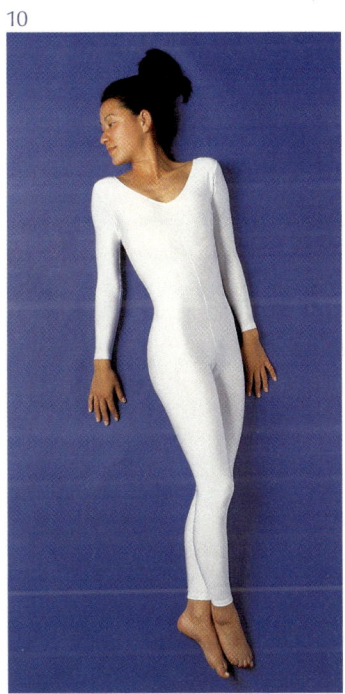

B   Kopf nach rechts, Füße nach links

Schlagen Sie das linke gestreckte Bein über das rechte.

Fühlen Sie die Verbindung von der rechten Ferse über den Becken- und Schulterbereich über den Scheitelpunkt hinaus als eine gerade Linie.

Drehen Sie nun den Kopf gleichzeitig, aber entgegengesetzt mit den Füßen.

Der Kopf dreht sich so weit wie möglich auf die rechte Seite, Kinn nach unten, langer Nacken.

Die Füße werden nach links gedreht.

Das Becken darf sich dabei vom Boden lösen.

Versuchen Sie, mit der großen Zehe des rechten Fußes den Boden zu berühren.

Verharren Sie anfangs mindestens einen Atemzug lang in dieser Position (Abb. 11).

Beachten Sie, dass Sie sich sanft Ihrer Schmerzgrenze annähern und nicht darüber hinausgehen.

Spüren Sie dem Bogen Ihrer Spirale von der großen Zehe bis über den Scheitel nach.

Drehen Sie sich langsam zur anderen Seite.

Kopf so weit wie möglich nach links, Kinn nach unten, Nacken lang.

Versuchen Sie, mit der großen Zehe des linken Fußes den Boden zu berühren. Das Becken darf sich dabei vom Boden lösen.

Verharren Sie anfangs in dieser Position mindestens einen Atemzug lang.

Spüren Sie dem Bogen Ihrer Spirale von der großen Zehe bis über den Scheitel nach.

Wiederholen Sie das mindestens zweimal.

11

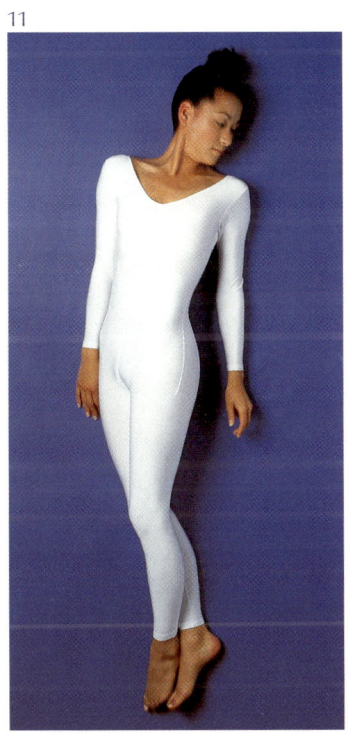

3. Übung

A   Kopf nach links, rechtes Bein anwinkeln, rechter Fuß an die Innenseite Ihres linken Knies (Abb. 12).

Drehen Sie Ihr angewinkeltes rechtes Bein über Ihr linkes ausgestrecktes Bein zur linken Seite auf den Boden.

Drehen Sie Ihren Kopf synchron nach rechts, Kinn nach unten, Nacken lang (Abb. 13).

Spüren Sie der Dehnung Ihrer Wirbel nach.

Verharren Sie in dieser Position mindestens einen Atemzug lang.

Kommen Sie langsam wieder in Ihre Ausgangsposition zurück.

Wiederholen Sie das mindestens zweimal.

12

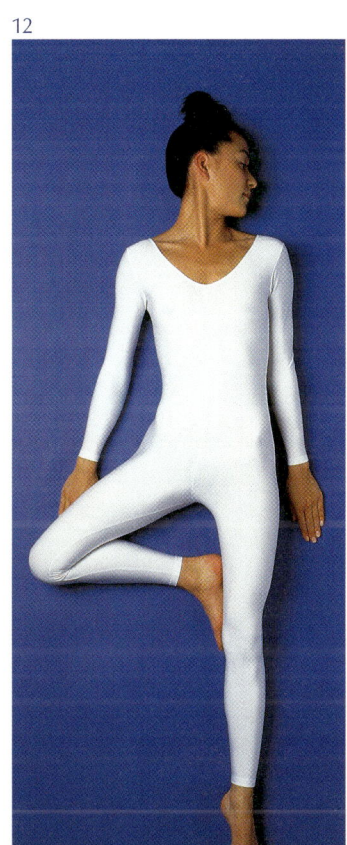

13

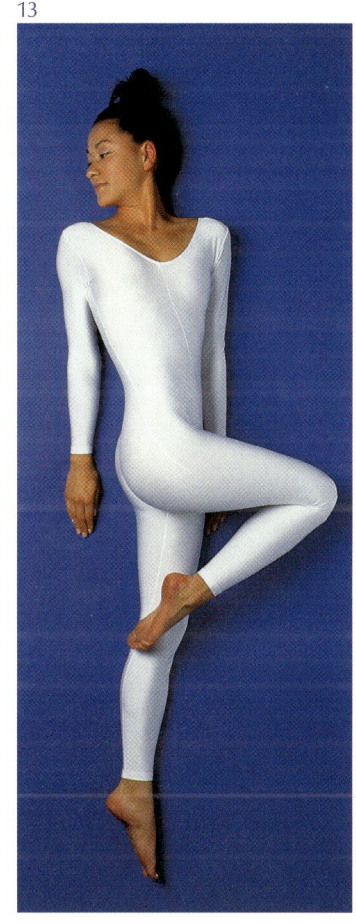

B   Kopf nach rechts, linkes angewinkeltes Bein an die Innenseite Ihres rechten Knies (Abb. 14).

Drehen Sie Ihr angewinkeltes linkes Bein über Ihr rechtes ausgestrecktes Bein zur rechten Seite auf den Boden.

Drehen Sie Ihren Kopf synchron nach links, Kinn nach unten, Nacken lang (Abb. 15).

Spüren Sie der Dehnung Ihrer Wirbel nach.

Verharren Sie in dieser Position mindestens einen Atemzug lang.

Kommen Sie langsam wieder in Ihre Ausgangsposition zurück.

Wiederholen Sie das mindestens zweimal.

14

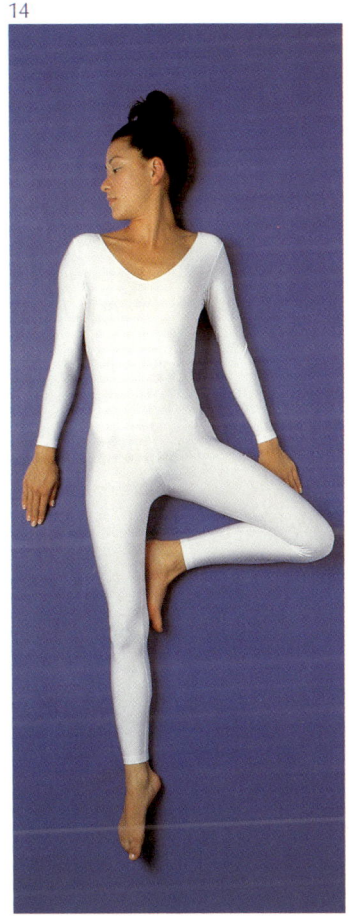

15

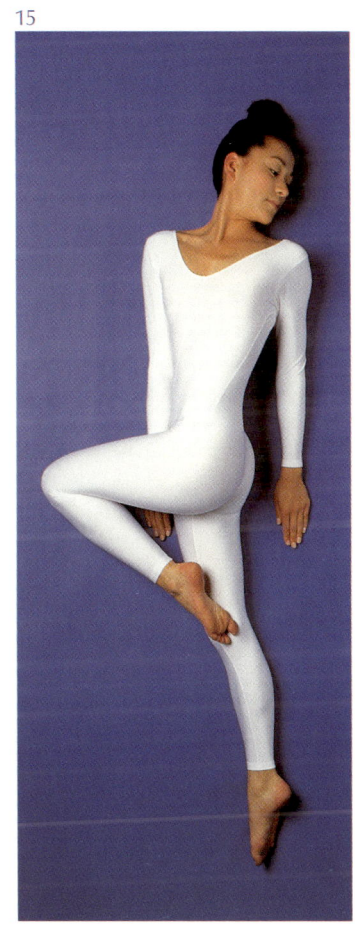

4. Übung

Beide Beine anwinkeln, Oberschenkel so nah wie möglich an den Bauch (Abb. 16).

Drehen Sie beide angewinkelten Beine auf die rechte Seite, Kopf nach links, Nacken lang (Abb. 17).
Verharren Sie in dieser Position mindestens einen Atemzug lang.
Drehen Sie beide angewinkelten Beine über die Mitte auf die andere Seite, Kopf nach rechts, Nacken lang.
Verharren Sie in dieser Position mindestens einen Atemzug lang.
Wiederholen Sie das mindestens viermal.

16

17

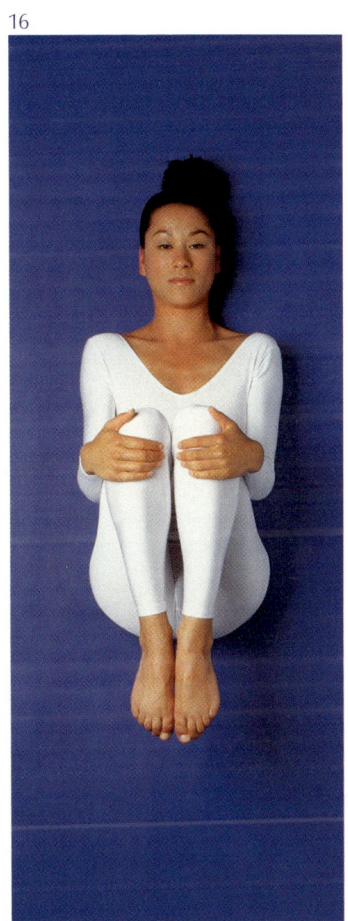
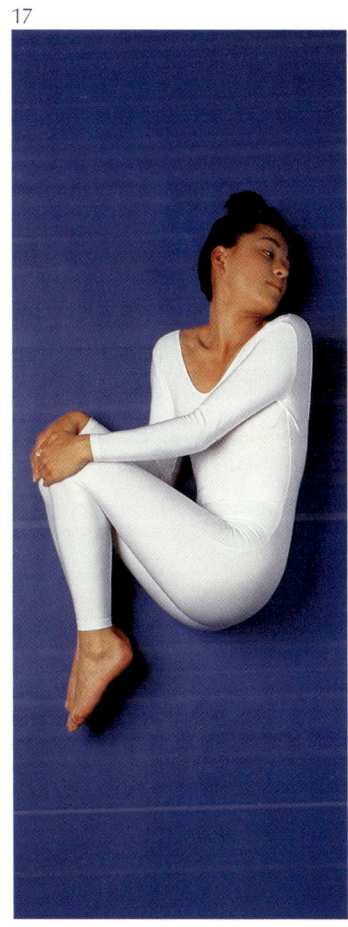

5. Übung

Beine ausgestreckt, Füße entspannt nach außen

Legen Sie beide Hände unter das Becken, mit beiden Daumen berühren Sie Ihr Kreuz- und Steißbein.

Atmen Sie tief ein.

Während Sie nun die Luft anhalten, drücken Sie Ihre Lendenwirbelsäule (fünf Lendenwirbel, Kreuzbein, Steißbein) gegen Ihre Hände und den Boden, d.h. der gesamte untere Rücken wird lang nach unten gezogen (Abb. 18).

Atmen Sie langsam aus.

Wiederholen Sie das mindestens sechsmal.

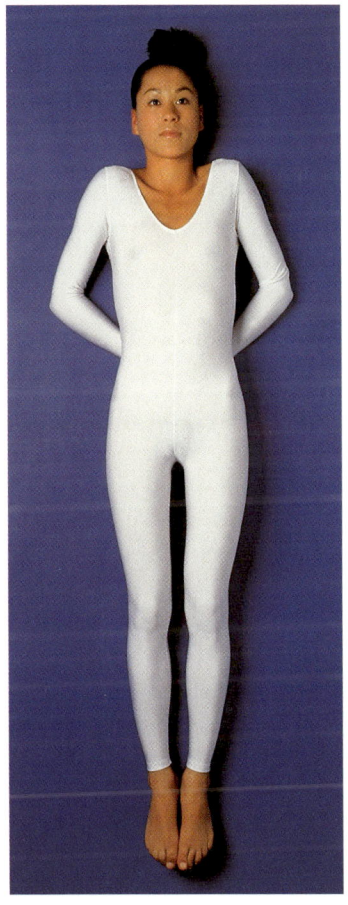

Wenn möglich, entspannen Sie nach diesen Übungen mindestens genauso lange in Rückenlage, wie diese Übungen gedauert haben (Abb. 19).

19

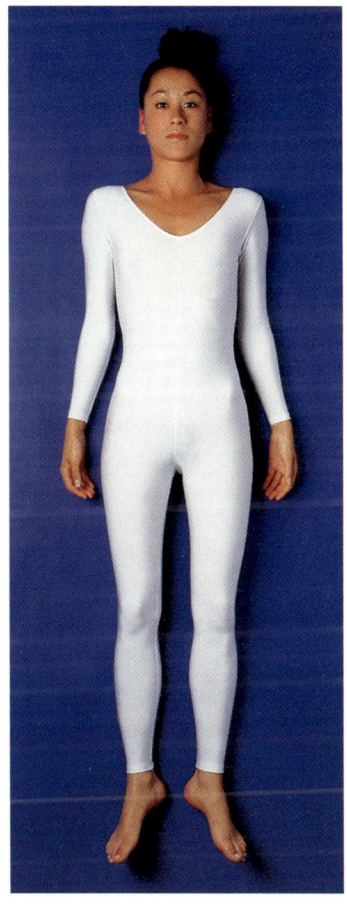

Rückenschwimmen

Durch das Element Wasser wird die Schwerkraft aufgehoben. Es kann zu keinen Überbelastungen bzw. Überdehnungen kommen. Im Wasser wird einzigartig die gesamte Muskulatur des Menschen gleichmäßig und harmonisch trainiert.

Für Menschen mit Rückenbeschwerden stellt das Wasser deshalb eine einzigartige Hilfe im Gesundungsprozess dar. Die Schmerzen sind durch das Aufheben der Schwerkraft nicht mehr wahrnehmbar. Und falsche Bewegungen sind ausgeschlossen im Wasser. Deshalb sind die nachfolgenden Rückenschwimmübungen die perfekte Ergänzung zu dem 15-Minuten-Programm.

Im Wasser verschwinden die Schmerzen

Neunzig Prozent der Menschen haben allerdings große Schwierigkeiten, sich dem Wasser anzuvertrauen und die Rückenlage einzunehmen. Die meisten hängen im Wasser, als würden sie auf einem Sofa sitzen, das entsteht durch Angst und mangelndes Vertrauen. Dies kann man heute mit so genannten Plastiknudeln und Trainingsboards leicht aufheben.

Haben Sie Schwierigkeiten, sich im Wasser auf den Rücken zu legen, beginnen Sie langsam, sich in diese Position zu begeben.

20

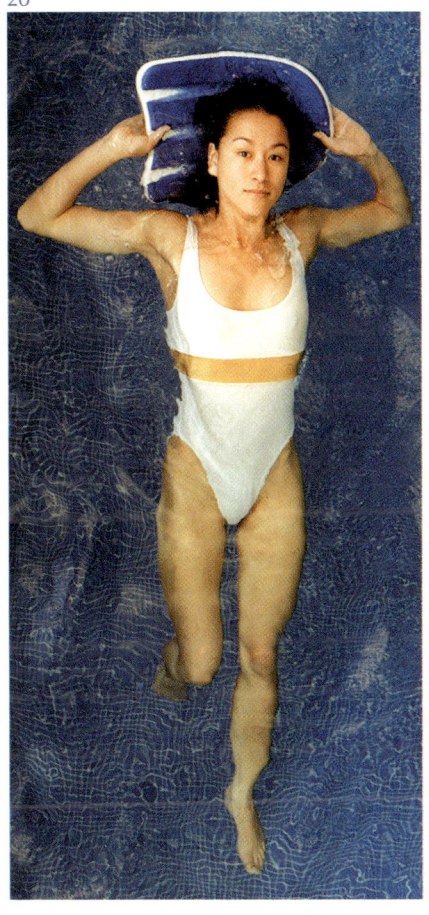

Anfangs können Sie je zwei Plastiknudeln im Nacken und in den Kniekehlen verwenden und spielerisch umherpaddeln.

Um die gewünschte gestreckte Rückenposition zu erlangen, nehmen Sie dann ein Trainingsboard unter den Kopf und eines unter die Lendenwirbelsäule.

Die Vor- Beginnen Sie eine langsame Rückenkraul-Bein-
bereitungs- bewegung, d.h. die Beine sind leicht nach innen
übungen gedreht, die Hüfte, Knie und Knöchel bewegen sich spielerisch, die lockeren Füße wirken als Paddel. Vergessen Sie dabei nicht, langsam und regelmäßig ein- und auszuatmen.

Wenn Sie eine stabile Rückenlage auch ohne das Brett in der Lendenwirbelsäule erreicht haben, nehmen Sie das Trainingsboard mit angewinkelten Armen unter Ihren Kopf und machen Sie dazu wieder die Rückenkraul-Bewegung der Beine (Abb. 20).

Nach mehrmaligem Üben dieser Position halten Sie das Trainingsboard dann mit gestreckten Ellbogen und Armen und machen dazu die Rückenkraul-Bewegung der Beine (Abb. 21).

Wenn Sie dies ohne Wasser zu schlucken und unterzugehen können, ist es Zeit, mit den Übungen zu beginnen.

Üben Sie die nun folgenden sechs verschiedenen Armpositionen zunächst im Sitzen (ohne ins Hohlkreuz auszuweichen) und erst dann im Wasser. Schwimmen Sie mit jeder Armhaltung zwei Bahnen Rückenkraul, d.h. Sie paddeln mit gestreckter Leiste, gestrecktem Oberkörper und leicht nach innen gedrehten Beinen. Achten Sie auf lockere, entspannte Füße.

21

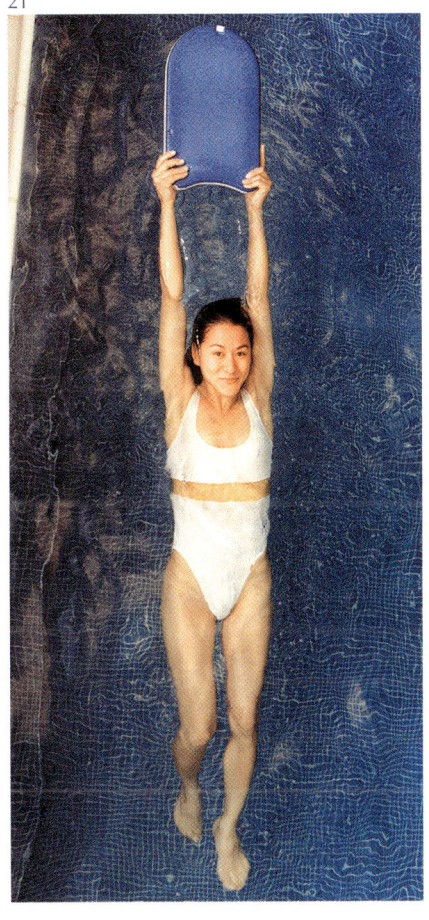

1. Flechtgriff – gestreckte Rückenlage im Wasser, Kraul-Beinschlag. Falten Sie die Hände (evangelisch beten) (Abb. 22).

Strecken Sie die Arme über den Kopf, Ellbogen durchgedrückt, Oberarme hinter den Ohren.

22

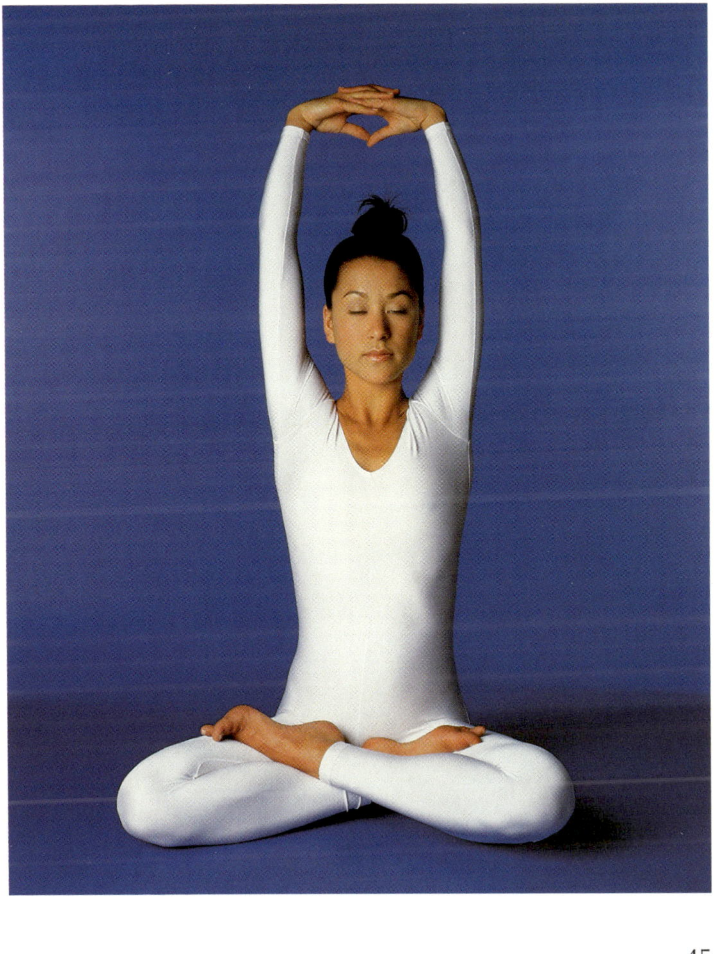

2. Umgekehrter Flechtgriff – gestreckte Rückenlage im Wasser, Kraul-Beinschlag

Falten Sie die Hände wie bei der vorigen Übung und drehen Sie die Handflächen nach außen (zur Decke bzw. zum Beckenrand) (Abb. 23).

23

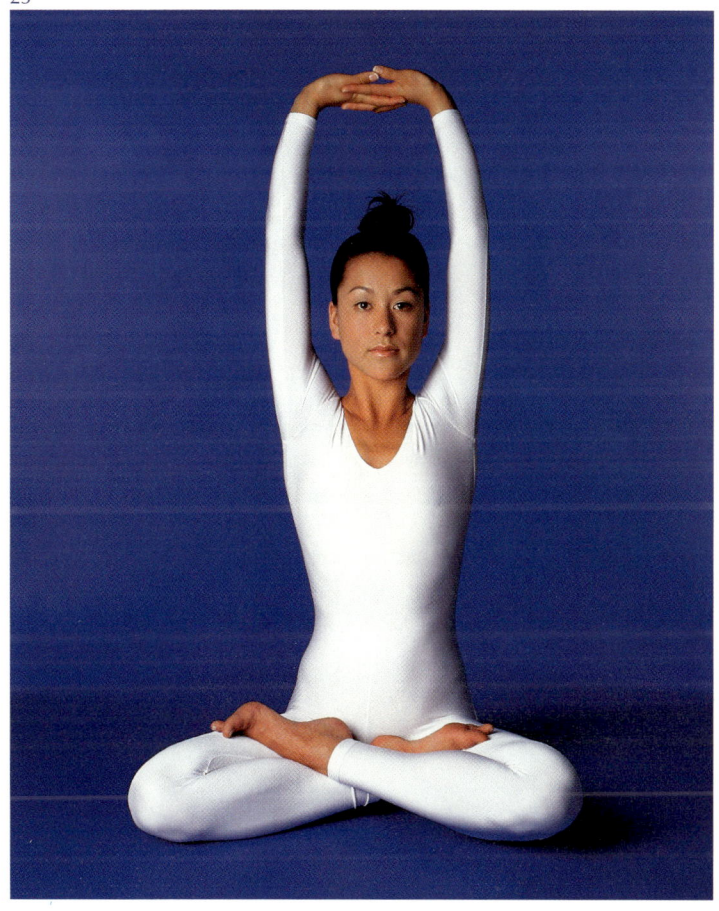

3. Ellbogen fassen – gestreckte Rückenlage im Wasser, Kraul-Beinschlag

Umfassen Sie mit beiden Händen Ihre Ellbogen und dehnen Sie wieder Ihre Oberarme hinter die Ohren (Abb. 24).

24

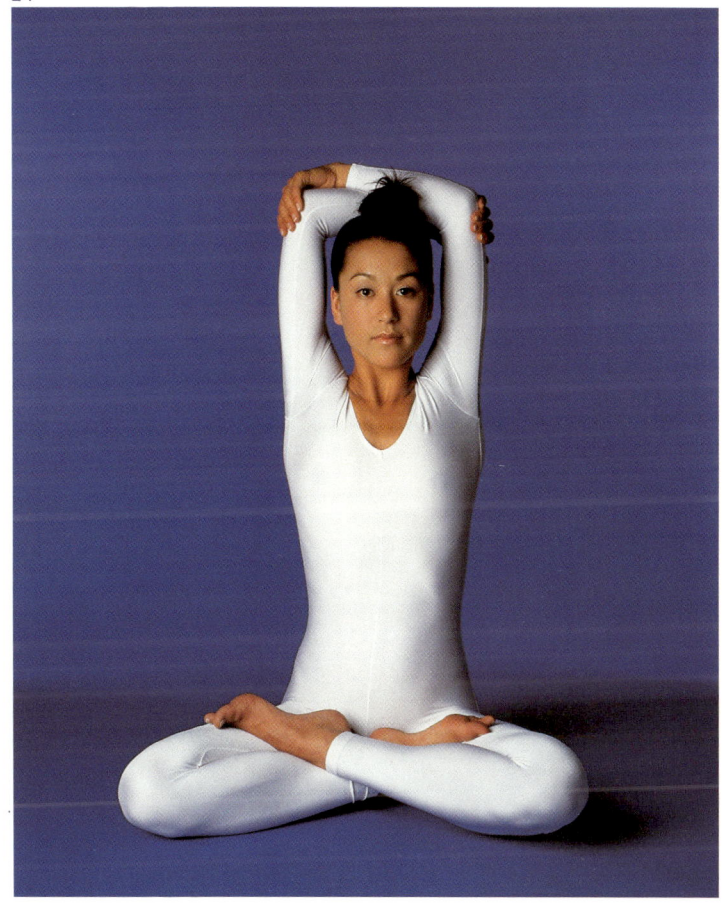

4. Arme verschränken – gestreckte Rückenlage im Wasser, Kraul-Beinschlag

Verschränken Sie die gestreckten Arme, indem Sie die Handflächen verschränkt übereinander legen (Abb. 25).

25

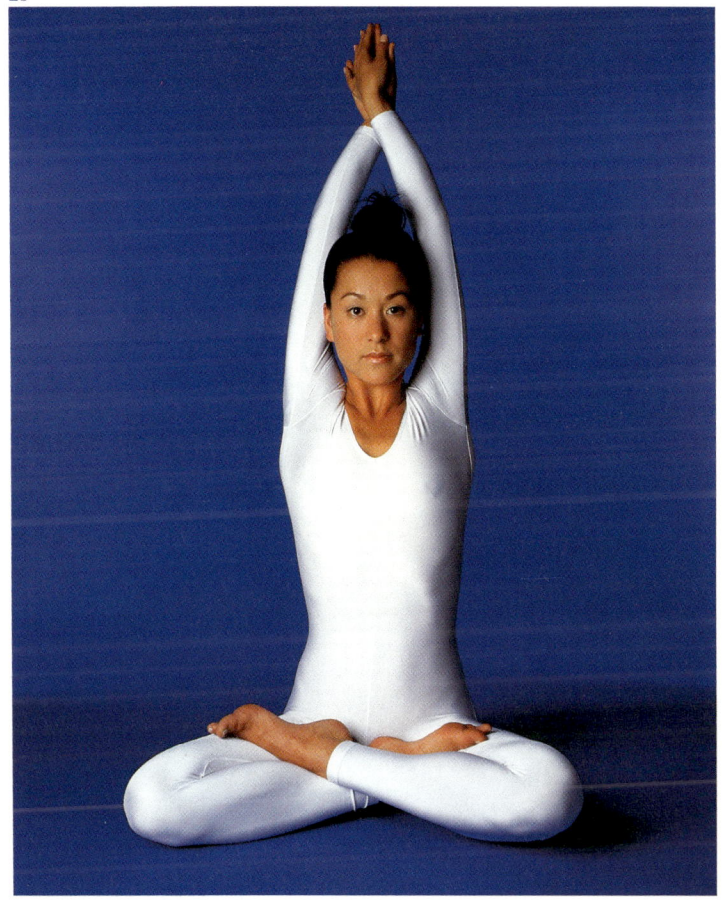

5. Gefasste Hände hinter dem Rücken – gestreckte Rückenlage im Wasser, Kraul-Beinschlag

Fassen Sie hinter Ihrem Rücken mit der rechten Hand von oben Ihre linke Hand von unten. Falls Sie es nicht schaffen, bedenken Sie wieder: Der Weg dahin ist das Ziel.

Wechseln Sie nach einer Bahn die Arme (Abb. 26).

26

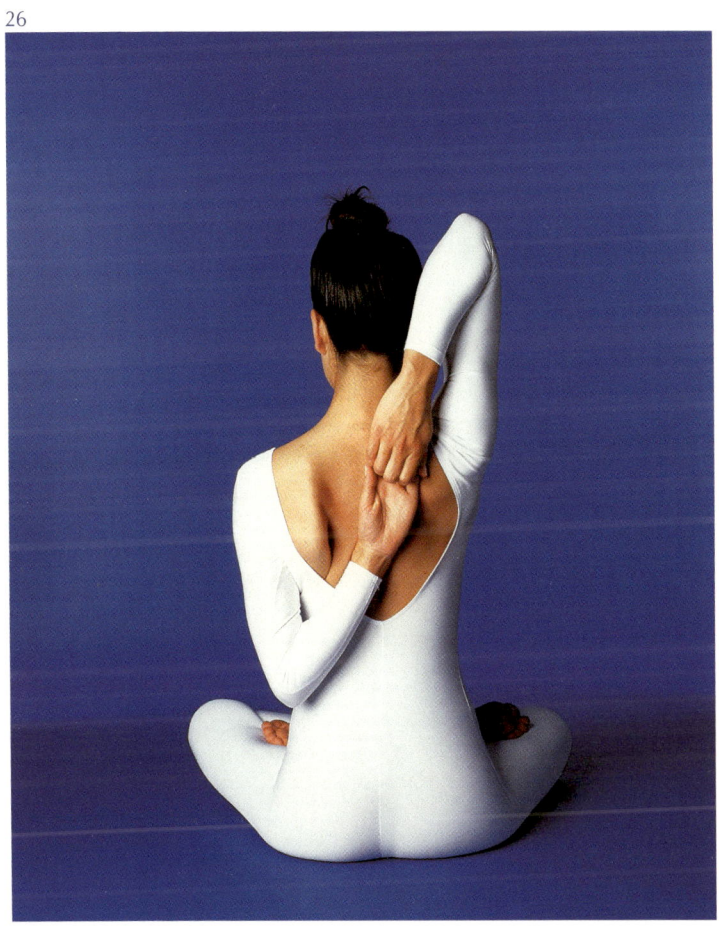

Heilung durch den Klang der eigenen Stimme

Mantras sind Klänge, die in der tibetischen Tradition vielfältig eingesetzt werden, z.B. zur Heilung durch den Klang der eigenen Stimme, Heilung durch den Klang eines tibetischen Lehrers bzw. Arztes.

Durch verschiedene Töne werden verschiedene Schwingungen erzeugt. Stellen Sie sich doch einmal den Unterschied vor beim Anhören der gregorianischen Gesänge bzw. beim Hören von Straßenlärm. Es sind Schwingungen, die unterschiedliche Stimmungen in uns wachrufen.

Je nachdem, wie wir die Töne einsetzen, können sie uns nutzen oder schaden.

In der tibetischen Tradition hat man Tausende Jahre die Wirkung dieser Klänge erforscht und somit ist es uns relativ leicht, mit einfachen Mantras meist eine schnelle Wirkung zu erzielen.

Mantras unterstützen die Heilkraft Mantras kann man immer und überall auch lautlos einsetzen. Sie können so zu einem ständigen Begleiter werden und die Heilkraft der vorangegangenen Übungen unterstützen. Man kann sie morgens, abends, im Traum oder sogar im Schlaf rezitieren.

54

Für Ihre Rückenbeschwerden schlage ich Ihnen nun ein Mantra vor. Sie können es laut sprechen oder sich auch nur in Gedanken vorstellen. Die gesamte Konzentration und Motivation dabei ist ausschlaggebend. Wenn Geist und Herz sich vereinen, ist die Wirksamkeit am stärksten.

OM TARE TU-TARE TURE SOHA

Versuchen Sie, Vertrauen in die Kraft des Tones in sich zu erwecken.
Sprechen Sie das Mantra so oft wie möglich.

Öffnen Sie sich für Ihre Heilung.

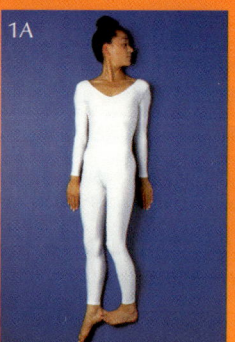

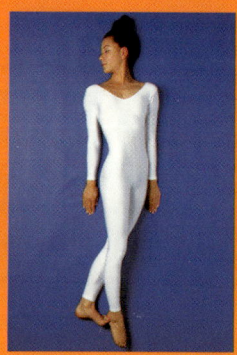

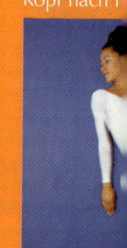

Kopf nach links, Füße nach rechts.

Kopf nach r

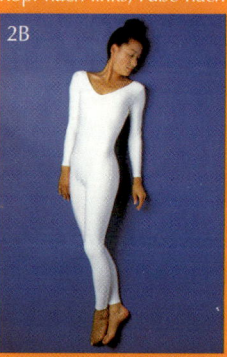

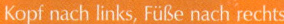

Kopf nach rechts, Füße nach links

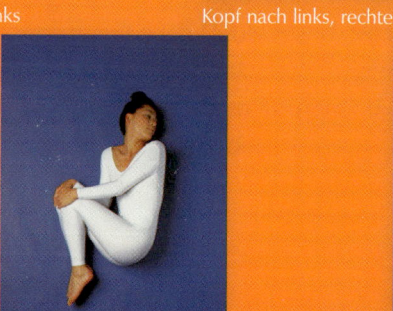

Kopf nach links, rechtes Bein angewinkelt

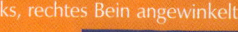

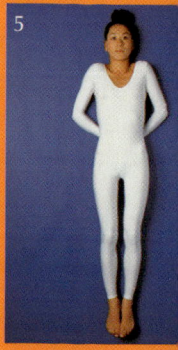

Beide Beine angewinkelt

Hände unter das Be